BEI GRIN MACHT SICH IHR WISSEN BEZAHLT

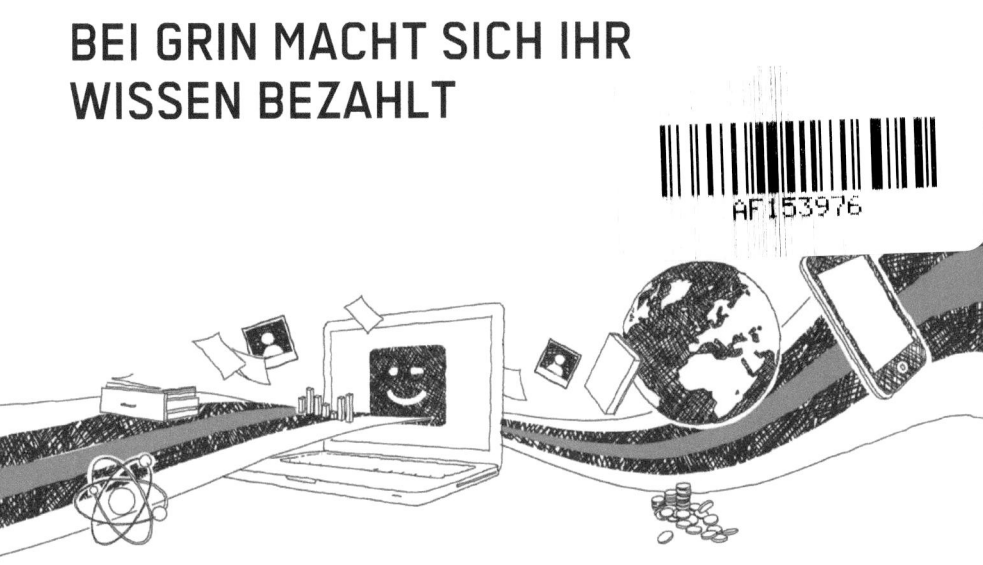

- Wir veröffentlichen Ihre Hausarbeit,
  Bachelor- und Masterarbeit

- Ihr eigenes eBook und Buch -
  weltweit in allen wichtigen Shops

- Verdienen Sie an jedem Verkauf

Jetzt bei www.GRIN.com hochladen und kostenlos publizieren

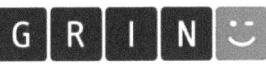

Effekte des Ausdauertrainings bei Übergewicht

Kristina Stauberg

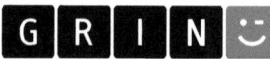

Bibliografische Information der Deutschen Nationalbibliothek:

Die Deutsche Nationalbibliothek verzeichnet diese Publikation in der Deutschen Nationalbibliografie; detaillierte bibliografische Daten sind im Internet über http://dnb.d-nb.de abrufbar.

ISBN: 9783346829481
Dieses Buch ist auch als E-Book erhältlich.

Deutsche Hochschule für

Prävention und Gesundheitsmanagement

Hermann Neuberger Sportschule 3

66123 Saarbrücken

Einsendeaufgabe

Fachmodul:	Trainingslehre II
Studiengang:	Gesundheitsmanagement
Datum **Präsenzphase**	**27.11.2017- 29.11.2017**
Name, Vorname:	Stauberg, Kristina
Studienort:	**Köln**
Semester:	**WS 2016**

Inhaltsverzeichnis

1 Diagnose

1.1 Allgemeine und biometrische Daten

Tabelle 1: Allgemeine und biometrische Daten

Alter	26 Jahre
Geschlecht	Männlich
Körpergröße	176 cm
Körpergewicht	88 kg
Trainingsmotive	Gewichtsreduktion, Ruhepulssenkung und Verbesserung der Ausdauerleistungsfähigkeit
berufliche Tätigkeit	Kassierer in einem Supermarkt
Aktuelle sportliche Aktivität (inklusive Leistungsstufe und Trainingsumfang)	Seit fünf Jahre keine gezielte sportliche Aktivität. Leistungsstufe: normal
Frühere sportliche Aktivität (inklusive Leistungsstufe und Trainingsumfang)	Einmal pro Monat 10 km Fahrradfahren Leistungsstufe: erfahren
Zeitlicher Verfügungsrahmen	6 Monate
Blutdruck	141/95 mmHg
Normwerte Blutdruck	120/80 mmHg
Ruhepuls	77 S/min
Ruhepuls Normwerte	Bei einem Durchschnittsbürger 60-80 Schläge/ Minute
orthopädische Einschränkung	keine
internistische Einschränkung	keine
ärztliche Behandlung	keine
Einnahme von Medikamenten	keine
sonstige gesundheitliche Einschränkungen	keine

Der Body-Mass-Index des Probanden beträgt 28,4 und ist somit als übergewichtig einzustufen. Der aktuelle Blutdruck des Probanden liegt bei 141/95 mmHg und somit laut der Blutdruckklassifikation der American Heart Association der „aterielle Hypertonie Stufe 1" zugewiesen. Mit 77 Schlägen/ Minute liegt der Proband ebenfalls laut der Normtabelle im durchschnittlichen Bereich.

Formel für Body-Mass-Index: Der BMI berechnet sich aus dem Körpergewicht [kg] dividiert durch das Quadrat der Körpergröße [m2]. Die Formel lautet: BMI = Körpergewicht : (Körpergröße in m)2. Die Einheit des BMI ist demnach kg/m2 (WHO, 2018).

Tabelle 2: Normwerte des Ruhepulses pro Minute im Alter (medizinische-fachlich geprüft durch Sabine Croci 2017)

Alter	Pulsschläge pro Minute
Neugeborene	120-140 Schläge/ Minute
Säuglinge	120-130 Schläge/ Minute
1-3 Jahre	110 Schläge/ Minute
3-7 Jahre	90 Schläge/ Minute
7-12 Jahre	85 Schläge/ Minute
Erwachsene	60 – 80 Schläge/ Minute
Senioren	80 – 85 Schläge/ Minute

Tabelle 3: Klassifikation der Body-Mass-Index (BMI) von der Word Health Organisation (WHO)

Klasse	BMI (kg/ m²)
Untergewicht	<18,5
Normalgewicht	18,5 – 24,9
Übergewicht	25,0 – 29,9
Adipositas I	30,0 – 34,9
Adipositas II	35,0 – 39,9
Adipositas III	>40,0

Tabelle 4: Blutdruckklassifikation der American Heart Association (AHA)

Wertung	Systolischer Blutdruck	Diastolischer Blutdruck
Normalblutdruck		
Optimal	Unter 120 mmHg	Unter 80 mmHg
Normal	Unter 130 mmHg	Unter 85 mmHg
Hochnormal	130- 139 mmHg	85-95 mmHg
Blutdruck (arterielle Hypertonie)		
Stufe 1	140- 159 mmHg	90- 99 mmHg
Stufe 2	160- 179 mmHg	100- 109 mmHg
Stufe 3	>180 mmHg	>110 mmHg

1.2 Leistungsdiagnostik und Ausdauertestung

Der Proband ist nach seinen allgemeinen und biometrischen Daten als leistungsschwache, normaltrainierte und übergewichtige Person einzustufen. Auf Grund, dessen eignet sich für den Probanden der WHO-Test am besten. Die Eingangsbelastung beträgt 25

Watt. Bei einer Stufendauer von 2 Minuten wird die Belastung immer um 25 Watt erhöht. Die Trittfrequenz liegt bei ca. 60– 80 U/min. Die Zielherzfrequenz (IPN) der Testperson beträgt 145 S/min (kein Zuschlag, da der Proband seit 5 Jahren kein Sport treibt). Die Testung wird beendet, sobald der Proband die definierte Pulsobergrenze erlangt hat, wobei die erreichte Belastungsstufe so lange durchgefahren wird, bis die Stufendauer von zwei Minuten beendet ist.

Tabelle 5: Ablauf des WHO-Tests auf einem Fahrradergometer (vgl. Prof. Dr. paed. Habil. Reiß & Prof. Dr. phil. Eifler, 2017, S.70-71)

Minuten	Wattleistung	Herzfrequenz
1	25	89
2	25	95
3	50	100
4	50	104
5	75	109
6	75	113
7	100	118
8	100	125
9	125	131
10	125	136
11	150	140
12	150	145

Der Proband hat die vor eingestufte Zielherzfrequenz (IPN, 2004, S. 4) von 145 S/min in der zweiten Minute der sechsten Belastungsstufe (12. Minute) bei 150 Watt erreicht. Die Belastungsstufe wurde zu Ende gefahren, sodass der Test nach der 12. Minute bei 150 Watt und einem Puls von 145 schließlich abgeschlossen wurde. Somit hat der Proband eine Gesamtleistung von 150 Watt erlangt. Die relative Watt – Soll– Leistung beim Probanden beträgt 1,7 Watt/kg Körpergewicht (150 Watt/88 kg Körpergewicht). Verglichen mit der Normtabelle für submaximale Radergometertests (IPN, 2004, S. 8) weist der Proband somit eine schlechte Ausdauerleistungsfähigkeit vor.

Alter / Intensität	< 30	30-34	35-39	40-44	45-49	50-54	55-59	> 60	Bewertung
0,50	1,45	1,38	1,31	1,23	1,16	1,09	1,02	0,94	☹☹
0,51	1,50	1,43	1,35	1,28	1,20	1,13	1,05	0,98	☹☹
0,52	1,55	1,47	1,40	1,32	1,24	1,16	1,09	1,01	☹☹
0,53	1,60	1,52	1,44	1,36	1,28	1,20	1,12	1,04	☹☹
0,54	1,65	1,57	1,49	1,40	1,32	1,24	1,16	1,07	☹☹
0,55	1,70	1,62	1,53	1,45	1,36	1,28	1,19	1,11	☹
0,56	1,75	1,66	1,58	1,49	1,40	1,31	1,23	1,14	☹
0,57	1,80	1,71	1,62	1,53	1,44	1,35	1,26	1,17	☹
0,58	1,85	1,76	1,67	1,57	1,48	1,39	1,30	1,20	☹
0,59	1,90	1,81	1,71	1,62	1,52	1,43	1,33	1,24	☹
0,6	2,00	1,90	1,80	1,70	1,60	1,50	1,40	1,30	Ø
0,61	2,20	2,09	1,98	1,87	1,76	1,65	1,54	1,43	Ø
0,62	2,40	2,28	2,16	2,04	1,92	1,80	1,68	1,56	Ø
0,63	2,60	2,47	2,34	2,21	2,08	1,95	1,82	1,69	☺
0,64	2,80	2,66	2,52	2,38	2,24	2,10	1,96	1,82	☺
0,65	3,00	2,85	2,70	2,55	2,40	2,25	2,10	1,95	☺
0,66	3,20	3,04	2,88	2,72	2,56	2,40	2,24	2,08	☺☺
0,67	3,40	3,23	3,06	2,89	2,72	2,55	2,38	2,21	☺☺
0,68	3,60	3,42	3,24	3,06	2,88	2,70	2,52	2,34	☺☺
0,69	3,80	3,61	3,42	3,23	3,04	2,85	2,66	2,47	☺☺
0,70	4,00	3,80	3,60	3,40	3,20	3,00	2,80	2,60	☺☺

Ø = Normwerte für eine untrainierte Person nach der Zweidrittel-Leistung (Zweidrittel der zu erbringende relativen Watt-Soll-Leistung des Vita-Maxima-Tests)

Intensität = Intensitätsfaktor zur Berechnung der empfohlenen Trainingsherzfrequenz

Abbildung 1: Normtabelle für submaximale Radergometertests- Relative Watt- Soll- Leistung (Watt pro kg) bei Männern (modifiziert nach IPN, 2004, S. 8)

1.3 Gesundheits- und Leistungsstatus der Person

Der Proband weist keine orthopädischen oder internistischen Einschränkungen auf. Er ist zudem aktuell nicht in ärztlicher Behandlung und bedarf auch keiner Medikation. Durch seinen Beruf als Kassierer bewegt er sich mangelhaft bis ungenügend, da es hauptsächlich eine sitzende Tätigkeit ist. Dies hat zur Folge, dass er übergewichtig ist. Ihm wir geraten sein Gewicht zu reduzieren, um seinen Gesundheits- und Leistungszu- stand zu verbessern. Zudem treibt er seit fünf Jahren keinen Sport. Davor fuhr er einmal im Monat 10 km Fahrrad. Aufgrund der gesamten Daten wird der Leistungszustand des Probanden als durchschnittlich angesehen.

2 Zielsetzung und Prognose

Tabelle 6: Zielsetzung

Inhalt	Ausmaß	Zeit
Ausdauer verbessern	2,6 Watt/Kg	6 Monate
Gewichtsreduktion	12 kg	6 Monate
Blutdrucksenkung	6 mmHg systolisch 5 mmHg diastolisch	6 Monate

Zu Beginn äußerte der Proband, drei für ihn wichtige Ziele. Diese werden so gegliedert, dass der Inhalt, das Ausmaß und die Zeit des Probanden realistisch umsetzbar sind. Das erste Ziel des Probanden ist, seine Ausdauer von 1,7 Watt/ km, auf 2,6 Watt/ km zu verbessern. Hierfür wird er ein regelmäßiges Ausdauertraining in einem Fitnessstudio absolvieren. Gleichzeit soll er sein Gewicht um 12 kg reduzieren, damit er laut BMI wieder im Normbereich liegt. Zudem soll sein Blutdruck von 141/95 mmHg auf 135/90 mmHg gesenkt werden, um so wieder in den hochnormalen Blutdruckbereich zu kommen. Diese drei Ziele sollen innerhalb von 6 Monaten verwirklicht werden. Die Ziele des Probanden sind unmittelbar voneinander abhängig und lassen vermuten, dass alle drei Wünsche innerhalb von 6 Monaten realistisch umsetzbar sind. Ebenso werden alle seine Fortschritte wöchentlich protokolliert und besprochen. Dies soll zum einen der Motivation des Probanden dienen und zum anderen soll der Trainer dadurch eine bessere Kontrolle haben.

3 Trainingsplanung Mesozyklus

3.1 Grobplanung Mesozyklus

Tabelle 7: Mesozyklus

Dauer des Mesozyklus	6 Wochen
Trainingszielsetzung	☐ Einführung intensive Intervallmethode (1.-3.Woche) ☐ Stabilisierung der Grundausdauer (1.-6. Woche) ☐ Ausbau der Intervalle (Häufigkeit und Umfang) (3.-4. Woche) ☐ Erweiterung der Intervalle (4.-6.Woche) ☐ Regeneration
Trainingsumfang pro Woche	2 Stunden 5 Minuten -8 Stunden 12 Minuten

Tabelle 7: Mesozyklus

Dauer des Mesozyklus	6 Wochen
Trainingsmethoden	☐ Intervallmethode (2-8 Intervalle) ☐ extensive Dauermethode
Belastungsintensität	☐ 90-95 % Hfmax (Intervallmethode) ☐ 70-75 % Hfmax (extensive Dauermethode) ☐ 50-60 % Hfmax (Regeneration)
Trainingshäufigkeit pro Woche	2-4 Trainingseinheiten
Trainingsdauer pro Trainingseinheit	☐ 12-17 min Intervallmethode ☐ 55-75 min extensive Dauermethode ☐ 20- 30 min Regeneration
Ausdauertrainingsgeräte	☐ Fahrradergometer (extensive Dauermethode), ☐ Laufband/ Laufen (Intervallmethode) ☐ Crosstrainer (Regenetation)

Tab 8: Mesozyklus Woche 1

Woche 1	Dienstag	Donnerstag
Trainingsziel	☐ Einführung intensive Intervalltraining ☐ Stabilisierung der Grundausdauer	☐ Einführung intensive Intervalltraining ☐ Stabilisierung der Grundausdauer
Trainingsmethode	☐ 2 Intervalle á 20 sek. u. 40 Sek Pause ☐ extensive Dauermethode	☐ 3 Intervalle á 20 sek. u. 40 Sek Pause ☐ extensive Dauermethode
Trainingsintensität	☐ 90-95 % Hfmax (Intervallmethode) ☐ 70-75 % Hfmax (extensive Dauermethode)	☐ 90-95 % Hfmax (Intervallmethode) ☐ 70-75 % Hfmax (extensive Dauermethode)
Trainingsherzfrequenz	☐ 138- 141 S/ min (Intervallmethode) ☐ 125- 128 S/min (extensive Dauermethode)	☐ 138- 141 S/ min (Intervallmethode) ☐ 125- 128 S/min (extensive Dauermethode)
Trainingsdauer in Minuten	☐ 12 min Intervallmethode ☐ 50 min extensive Dauermethode	☐ 13 min Intervallmethode ☐ 50 min extensive Dauermethode
Trainingsgerät	☐ Laufband/ Laufen (Intervallmethode) ☐ Fahrradergometer (extensive Dauermethode)	☐ Laufband/ Laufen (Intervallmethode) ☐ Fahrradergometer (extensive Dauermethode)

Tab 9: Mesozyklus Woche 2

Woche 2	Dienstag	Donnerstag
Trainingsziel	☐ Einführung intensive Intervalltraining ☐ Stabilisierung der Grundausdauer	☐ Einführung intensive Intervalltraining ☐ Stabilisierung der Grundausdauer
Trainingsmethode	☐ 3 Intervalle á 20 sek. 40 Sek Pause ☐ extensive Dauermethode	☐ 4 Intervalle á 20 sek. u. 40 Sek Pause (4 min) ☐ extensive Dauermethode
Trainingsintensität	☐ 90-95 % Hfmax (Intervallmethode) ☐ 70-75 % Hfmax (extensive Dauermethode)	☐ 90-95 % Hfmax (Intervallmethode) ☐ 70-75 % Hfmax (extensive Dauermethode)

Tab 9: Mesozyklus Woche 2

Woche 2	Dienstag	Donnerstag
Trainingsherzfrequenz	☐ 138- 141 S/ min (Intervallmethode) ☐ 125- 128 S/min (extensive Dauermethode)	☐ 138- 141 S/ min (Intervallmethode) ☐ 125- 128 S/min (extensive Dauermethode)
Trainingsdauer in Minuten	☐ 13 min Intervallmethode ☐ 55 min extensive Dauermethode	☐ 14 min Intervallmethode ☐ 55 min extensive Dauermethode
Trainingsgerät	☐ Laufband/ Laufen (Intervallmethode) ☐ Fahrradergometer (extensive Dauermethode)	☐ Laufband/ Laufen (Intervallmethode) ☐ Fahrradergometer (extensive Dauermethode)

Tab. 10: Mesozyklus Woche 3

Woche 3	Dienstag	Donnerstag	Samstag
Trainingsziel	☐ Ausbau der Intervalle (Häufigkeit und Umfang) ☐ Stabilisierung der Grundausdauer	☐ Ausbau der Intervalle (Häufigkeit und Umfang) ☐ Stabilisierung der Grundausdauer	☐ Ausbau der Intervalle (Häufigkeit und Umfang) ☐ Stabilisierung der Grundausdauer
Trainingsmethode	☐ 4 Intervalle á 20 sek. 40 Sek Pause ☐ extensive Dauermethode	☐ 4 Intervalle á 20 sek. u. 40 Sek Pause ☐ extensive Dauermethode	☐ 5 Intervalle á 20 sek. u. 40 Sek Pause ☐ extensive Dauermethode
Trainingsintensität	☐ 90-95 % Hfmax (Intervallmethode) ☐ 70-75 % Hfmax (extensive Dauermethode)	☐ 90-95 % Hfmax (Intervallmethode) ☐ 70-75 % Hfmax (extensive Dauermethode)	☐ 90-95 % Hfmax (Intervallmethode) ☐ 70-75 % Hfmax (extensive Dauermethode)
Trainingsherzfrequenz	☐ 138- 141 S/ min (Intervallmethode) ☐ 125- 128 S/min (extensive Dauermethode)	☐ 138- 141 S/ min (Intervallmethode) ☐ 125- 128 S/min (extensive Dauermethode)	☐ 138- 141 S/ min (Intervallmethode) ☐ 125- 128 S/min (extensive Dauermethode)
Trainingsdauer in Minuten	☐ 14 min Intervallmethode ☐ 60 min extensive Dauermethode	☐ 14 min Intervallmethode ☐ 60 min extensive Dauermethode	☐ 15 min Intervallmethode ☐ 60 min extensive Dauermethode
Trainingsgerät	☐ Laufband/ Laufen (Intervallmethode) ☐ Fahrradergometer (extensive Dauermethode)	☐ Laufband/ Laufen (Intervallmethode) ☐ Fahrradergometer (extensive Dauermethode)	☐ Laufband/ Laufen (Intervallmethode) ☐ Fahrradergometer (extensive Dauermethode)

Tab. 11: Mesozyklus Woche 4

Woche 4	Dienstag	Donnerstag	Samstag	Montag
Trainingsziel	☐ Erweiterung der Intervalle ☐ Stabilisierung der Grundausdauer ☐ Regenerative Trainingseinheit	☐ Erweiterung der Intervalle ☐ Stabilisierung der Grundausdauer ☐ Regenerative Trainingseinheit	☐ Erweiterung der Intervalle ☐ Stabilisierung der Grundausdauer ☐ Regenerative Trainingseinheit	☐ ☐ Erweiterung der Intervalle ☐ Stabilisierung der Grundausdauer ☐ Regenerative Trainingseinheit

Tab. 11: Mesozyklus Woche 4

Woche 4	Dienstag	Donnerstag	Samstag	Montag
Trainingsmethode	☐ 6 Intervalle á 30 sek. 30 Sek Pause ☐ extensive Dauerme- thode ☐ Regenetati- on	☐ 6 Intervalle á 30 sek.u. 30 Sek Pause ☐ extensive Dauerme- thode ☐ Regenetati- on	☐ 6 Intervalle á 30 sek. u. 30 Sek Pause ☐ extensive Dauerme- thode ☐ Regenetati- on	☐ 6 Intervalle á 30 sek. u. 30 Sek Pause ☐ extensive Dauerme- thode ☐ Regenetati- on
Trainingsintensität	☐ 90-95 % Hfmax (In- tervallme- thode) ☐ 70-75 % Hfmax (ex- tensive Dauerme- thode) ☐ 50-60 % Hfmax (Regenera- tion)	☐ 90-95 % Hfmax (In- tervallme- thode) ☐ 70-75 % Hfmax (ex- tensive Dauerme- thode) ☐ 50-60 % Hfmax (Regenera- tion)	☐ 90-95 % Hfmax (In- tervallme- thode) ☐ 70-75 % Hfmax (ex- tensive Dauerme- thode) ☐ 50-60 % Hfmax (Regenera- tion)	☐ 90-95 % Hfmax (In- tervallme- thode) ☐ 70-75 % Hfmax (ex- tensive Dauerme- thode) ☐ 50-60 % Hfmax (Regenera- tion)
Trainingsherzfrequenz	☐ 138- 141 S/ min (Inter- vallmetho- de) ☐ 125- 128 S/min (ex- tensive Dauerme- thode) ☐ 111-117 S/min (Regenera- tion)	☐ 138- 141 S/ min (Inter- vallmetho- de) ☐ 125- 128 S/min (ex- tensive Dauerme- thode) ☐ 111-117 S/min (Regenera- tion)	☐ 138- 141 S/ min (Inter- vallmetho- de) ☐ 125- 128 S/min (ex- tensive Dauerme- thode) ☐ 111-117 S/min (Regenera- tion)	☐ 138- 141 S/ min (Inter- vallmetho- de) ☐ 125- 128 S/min (ex- tensive Dauerme- thode) ☐ 111-117 S/min (Regenera- tion)
Trainingsdauer in Mi- nuten	☐ 16 min Intervallme- thode ☐ 65 min ex- tensive Dauerme- thode ☐ 20 min Regenerati- on	☐ 16 min In- tervallme- thode ☐ 65 min ex- tensive Dauerme- thode ☐ 20 min Regenerati- on	☐ 16 min In- tervallme- thode ☐ 65 min ex- tensive Dauerme- thode ☐ 20 min Regenerati- on	☐ 16 min In- tervallme- thode ☐ 65 min ex- tensive Dauerme- thode ☐ 20 min Regenerati- on
Trainingsgerät	☐ Laufband/ Laufen (In- tervallme- thode) ☐ Fahrrader- gometer (extensive Dauerme- thode) ☐ Crosstrai- ner (Rege- netation)	☐ Laufband/ Laufen (In- tervallme- thode) ☐ Fahrrader- gometer (extensive Dauerme- thode) ☐ Crosstrai- ner (Rege- netation)	☐ Laufband/ Laufen (In- tervallme- thode) ☐ Fahrrader- gometer (extensive Dauerme- thode) ☐ Crosstrai- ner (Rege- neration)	☐ Laufband/ Laufen (In- tervallme- thode) ☐ Fahrrader- gometer (extensive Dauerme- thode) ☐ Crosstrai- ner (Rege- neration)

Tab. 12: Mesozyklus Woche 5

Woche 5	Mittwoch	Freitag	Sonntag	Dienstag
Trainingsziel	☐ Erweiterung der Intervalle ☐ Stabilisierung der Grundausdauer ☐ Regenerative Trainingseinheit	☐ Erweiterung der Intervalle ☐ Stabilisierung der Grundausdauer ☐ Regenerative Trainingseinheit	☐ Erweiterung der Intervalle ☐ Stabilisierung der Grundausdauer ☐ Regenerative Trainingseinheit	☐ Erweiterung der Intervalle ☐ Stabilisierung der Grundausdauer ☐ Regenerative Trainingseinheit
Trainingsmethode	☐ 7 Intervalle á 40 sek.u. 20 Sek Pause ☐ extensive Dauermethode ☐ Regeneration	☐ 7 Intervalle á 40 sek.u. 20 Sek Pause (7 min) ☐ extensive Dauermethode ☐ Regeneration	☐ 7 Intervalle á 40 sek. u. 20 sek Pause (7 min) ☐ extensive Dauermethode ☐ Regeneration	☐ 7 Intervalle á 40 sek. u. 20 Sek Pause (7 min) ☐ extensive Dauermethode ☐ Regeneration
Trainingsintensität	☐ 90-95 % Hfmax (Intervallmethode) ☐ 70-75 % Hfmax (extensive Dauermethode) ☐ 50-60 % Hfmax (Regeneration)	☐ 90-95 % Hfmax (Intervallmethode) ☐ 70-75 % Hfmax (extensive Dauermethode) ☐ 50-60 % Hfmax (Regeneration)	☐ 90-95 % Hfmax (Intervallmethode) ☐ 70-75 % Hfmax (extensive Dauermethode) ☐ 50-60 % Hfmax (Regeneration)	☐ 90-95 % Hfmax (Intervallmethode) ☐ 70-75 % Hfmax (extensive Dauermethode) ☐ 50-60 % Hfmax (Regeneration)
Trainingsherzfrequenz	☐ 138- 141 S/ min (Intervallmethode) ☐ 125- 128 S/min (extensive Dauermethode) ☐ 111-117 S/min (Regeneration)	☐ 138- 141 S/ min (Intervallmethode) ☐ 125- 128 S/min (extensive Dauermethode) ☐ 111-117 S/min (Regeneration)	☐ 138- 141 S/ min (Intervallmethode) ☐ 125- 128 S/min (extensive Dauermethode) ☐ 111-117 S/min (Regeneration)	☐ 138- 141 S/ min (Intervallmethode) ☐ 125- 128 S/min (extensive Dauermethode) ☐ 111-117 S/min (Regeneration)
Trainingsdauer in Minuten	☐ 17 min Intervallmethode ☐ 70 min extensive Dauermethode ☐ 25 min Regeneration	☐ 17 min Intervallmethode ☐ 70 min extensive Dauermethode ☐ 25 min Regeneration	☐ 17 min Intervallmethode ☐ 70 min extensive Dauermethode ☐ 25 min Regeneration	☐ 17 min Intervallmethode ☐ 70 min extensive Dauermethode ☐ 25 min Regeneration
Trainingsgerät	☐ Laufband/ Laufen (Intervallmethode) ☐ Fahrradergometer (extensive Dauermethode) ☐ Crosstrainer	☐ Laufband/ Laufen (Intervallmethode) ☐ Fahrradergometer (extensive Dauermethode) ☐ Crosstrainer (	☐ Laufband/ Laufen (Intervallmethode) ☐ Fahrradergometer (extensive Dauermethode) ☐ Crosstrainer	☐ Laufband/ Laufen (Intervallmethode) ☐ Fahrradergometer (extensive Dauermethode) ☐ Crosstrainer

Tab. 13: Mesozyklus Woche 6

Woche 6	Donnerstag	Samstag	Montag	Mittwoch
Trainingsziel	□ Erweiterung der Intervalle □ Stabilisierung der Grundausdauer □ Regenerative Trainingseinheit	□ Erweiterung der Intervalle □ Stabilisierung der Grundausdauer □ Regenerative Trainingseinheit	□ Erweiterung der Intervalle □ Stabilisierung der Grundausdauer □ Regenerative Trainingseinheit	□ Erweiterung der Intervalle □ Stabilisierung der Grundausdauer □ Regenerative Trainingseinheit
Trainingsmethode	□ 8 Intervalle á 40 sek.u. 20 Sek Pause □ extensive Dauermethode □ Regeneration	□ 8 Intervalle á 40 sek.u. 20 Sek Pause □ extensive Dauermethode □ Regeneration	□ 8 Intervalle á 40 sek. u. 20 Sek Pause □ extensive Dauermethode □ Regeneration	□ 8 Intervalle á 40 sek. u. 20 Sek Pause □ extensive Dauermethode □ Regeneration
Trainingsintensität	□ 90-95 % Hfmax (Intervallmethode) □ 70-75 % Hfmax (extensive Dauermethode) □ 50-60 % Hfmax (Regeneration)	□ 90-95 % Hfmax (Intervallmethode) □ 70-75 % Hfmax (extensive Dauermethode) □ 50-60 % Hfmax (Regeneration)	□ 90-95 % Hfmax (Intervallmethode) □ 70-75 % Hfmax (extensive Dauermethode) □ 50-60 % Hfmax (Regeneration)	□ 90-95 % Hfmax (Intervallmethode) □ 70-75 % Hfmax (extensive Dauermethode) □ 50-60 % Hfmax (Regeneration)
Trainingsherzfrequenz	□ 138- 141 S/min (Intervallmethode) □ 125- 128 S/min (extensive Dauermethode) □ 111-117 S/min (Regeneration)	□ 138- 141 S/min (Intervallmethode) □ 125- 128 S/min (extensive Dauermethode) □ 111-117 S/min (Regeneration)	□ 138- 141 S/min (Intervallmethode) □ 125- 128 S/min (extensive Dauermethode) □ 111-117 S/min (Regeneration)	□ 138- 141 S/min (Intervallmethode) □ 125- 128 S/min (extensive Dauermethode) □ 111-117 S/min (Regeneration)
Trainingsdauer in Minuten	□ 18 min Intervallmethode □ 75 min extensive Dauermethode □ 30 min Regeneration	□ 18 min Intervallmethode □ 75 min extensive Dauermethode □ 30 min Regeneration	□ 18 min Intervallmethode □ 75 min extensive Dauermethode □ 30 min Regeneration	□ 18 min Intervallmethode □ 75 min extensive Dauermethode □ 30 min Regeneration
Trainingsgerät	□ Laufband/Laufen (Intervallmethode) □ Fahrradergometer (extensive Dauermethode) □ Crosstrainer (Regenetation)	□ Laufband/Laufen (Intervallmethode) □ Fahrradergometer (extensive Dauermethode) □ Crosstrainer (Regeneration)	□ Laufband/Laufen (Intervallmethode) □ Fahrradergometer (extensive Dauermethode) □ Crosstrainer (Regenetation)	□ Laufband/Laufen (Intervallmethode) □ Fahrradergometer (extensive Dauermethode) □ Crosstrainer (Regenetation)

3.2 Begründung zum Mesozyklus

Zu Beginn des Mesozyklus wird sich bewusst für das Gesundheits- Optimalprogramm entschieden. Dabei beträgt die Bruttobelastungszeit ca. 3-4 Stunden pro Woche (Zintl & Eisenhut, 2004, S. 23). Am Dienstag beginnt für den Probanden die erste Trainingseinheit der ersten Woche. Die Zielsetzung ist die Einführung in das intensive Intervalltraining und Stabilisierung der Grundausdauer. Das intensive Intervalltraining ist ein Wechsel zwischen Belastungs- und Entlasstungszeit (Zintl& Eisenhut, 2004, S.20). Sie ist zudem eine Möglichkeit, Körperfett zu reduzieren. „Eine Erklärung des Wirkungsmechanismus liegt in der erhöhten Sympathikusaktivität und der daraus resultierenden gesteigerten Nachverbrennung (Hunter, Weinsier, Bamman Larson, 1998, S. 490; Melby, Scholl, Edwards Bollough, 1993, S. 1847). Der Proband startet mit zwei Intervallen á 20 Sekunden Belastungszeit und 40 Sekunden Entlastungszeit. Als Trainingsgerät wurde bewusst das Laufband gewählt, da hier die Anforderungen des Intervallprogramms gut umsetzbar sind und der Bewegungsablauf natürlich ist (Eifler, 2017, S.232). Zudem ist das Laufband das optimale Trainingsgerät für den Probanden, da hier die meisten Kalorien verbrannt werden und so eine Gewichtsreduzierung erzielt werden kann (Reim, 2001; Rudack, 2001; Zeni, Hoffmann & Clifford, 1996, S. 1424). Dabei soll die Trainingsintensität im Bereich 90- 95 % Hfmax liegen und seine Trainingsherzfrequenz soll zwischen 138 S/ min und 141 S/min sein. Um die geeignete Trainingsherzfrequenz zu ermitteln, wurde die Karvonen- Formel angewendet, da hier eine niedrige Intensität gewährleistet wird. Diese Formel errechnet sich wie folgt. Die HfRuhe wirdvon der Hfmax subtrahiert. Anschließend wird die Trainingsintensität in Prozent mit dem Ergebnis multipliziert. Daraufhin addiert man das Ergebnis mit der HfRuhe (ACSM, 2006, S.342).

Die Trainingsdauer beträgt dabei insgesamt 12 Minuten (einschließlich 5 Minuten Warm-up, 2-mal 20 Sekunden Belastung, 2-mal 40 Sekunden Entlastung und 5 Minuten Cooldown). Danach soll an der Stabilisierung der Grundausdauer gearbeitet werden. Dafür wird die extensive Dauermethode gewählt. Sie wirkt sich haupsächlich auf eine Ökonomisierung bzw. Entwicklung der Herz-Kreislauf-Arbeit, auf den aeroben Stoffwechsel und auf die Verbesserung der Fettverbrennung aus. Die extensive Dauermethode richtet sich nach einer Intensität von 50-70 % der maximalen Sauerstoffaufnahmen und einer Belastungsdauer von 20 Minuten bis mehreren Stunden (Zintl & Eisenhut, 2004,S. 21). In diesem Fall jedoch beginnt der Proband, die extensive Dauermethode Anfangs 50 Minuten lang auf dem Fahrradergometer. Der Fahrradergometer wird aus zwei Gründen gewählt. Zum einen hat der Proband gute Erfahrungen in dem Bewegungsablauf, da er vor fünf Jahren einmal monatlich 10 km Fahrrad fuhr. Und zum anderen leidet der Proband aktuell unter arterieller Hypertonie Stufe 1. Der Fahrradergometer bringt den Blutkreislauf auf Trab, erhöht das Schlagvolumen des Herzens, beruhigt seine Pumpleistung und vergrößert das Blutvolumen. Das bedeutet dass, das Herz- und Kreislaufsystem weniger belastet wird und fortan ökonomischer arbeitet (ADFC, 2018). Zudem soll darauf geachtet werden, dass der Proband mit der Trainingsintensität 70 bis 75 % Hfmax und der Trainingsherzfrequenz 125 bis 128 Schlägen pro Minute trainiert. Am zweiten Trainingstag der ersten Woche ändert sich der Trainingsplan für den Probanden nicht, damit der Proband sich an die Belastung anpasst. Lediglich ändert sich die Intervallzahl von zwei Intervalle auf drei. Diesmal beläuft sich das Intervallprogramm auf 13 Minuten, inbegriffen 5 Minuten Warm-up, 3-mal 20 Sekunden Belastung, 3-mal 40 Sekunden Entlastung und 5 Minuten Cool-down. Die Trainingsdauer für die erste Woche beläuft sich auf 2 Stunden und 5 Minuten.

In der zweiten Woche des Mesozyklus ist das Trainingsziel gleichbleibend die Einführung in das intensive Intervalltraining und die Stabilisierung der Grundausdauer. Auch hier werden vorerst nur zwei Trainingstage gewählt, damit sich der Proband an die Anstrengung gewöhnt und eine Progression im weiteren Verlauf erfolgreich stattfinden kann. Am ersten Trainingstag der zweiten Woche bleibt die Intervallzahl bei drei Einheiten. Hier soll, wie in Woche 1, die Trainingsintensität zwischen 90 und 95 % Hfmax liegen. Zudem soll die Trainingsherzfrequenz zwischen 138- 141 S/min betragen. Dabei dauert die gesamte Trainingszeit der Intervallmethode auf dem Laufband unverändert bei 13 Minuten. Die extensive Dauermethode startet mit 55 Minuten pro Trainingseinheit auf dem Fahrradergometer. Die Trainingsintensität bei der extensiven Dauermethode soll zwischen 70 und 75 % Hfmax liegen und die Trainingsherzfrequenz soll sich zwischen 125 und 128 S/ min. befinden. Am Samstag folgt für den Proband die zweite Trainingseinheit in der zweiten Woche. Nun werden vier Intervalle á 20 Sekunden und 40 Sekunden Pause auf dem Laufband absolviert. Die Intervalltrainingsdauer beträgt 14 Minuten, inklusive 5 Minuten Warm-up, 4-mal 20 Sekunden Belastung, 4-mal 40 Sekunden Entlastung und 5 Minuten Cool-down. Ebenso wie in der ersten Einheit, liegt die Trainingsintensität des Probanden zwischen 90 und 95 % Hfmax und die Trainingsherzfrequenz bei höchstens 141 Schläge pro Minuten. Die extensive Dauermethode auf dem Fahrradergometer bleibt unverändert bei 55 Minuten mit der Beachtung, dass die Trainingsintensität zwischen 70 und 75 % Hfmax und die Trainingsherzfrequenz bei 125- 128 S/ min. liegt. Die gesamte Trainingsdauer für die ganze Woche beträgt 2 Stunden und 18 Minuten.

Die dritte Mesozykluswoche besteht nun aus drei Trainingstagen (Dienstag, Donnerstag und Samstag). Der Proband starte am Dienstag mit der ersten Trainingseinheit. Weiterhin wird an der Einführung in das intensive Intervalltraining und der Stabilisierung der Grundausdauer gearbeitet. Dabei soll der Proband in den ersten zwei Trainingstagen vier Intervalle mit der Hfmax zwischen 90 und 95 % schaffen. Seine Trainingsherzfrequenz darf die 141 S/ min nicht über - schreiten. Die Dauer der Intervallmethode liegt hier bei beiden Trainingstagen bei 14 Minuten, inbegriffen der 5 Minuten Warm-up, 4-mal 20 Sekunden Belastung, 4-mal 40 Sekunden Entlastung und 5 Minuten Cool-down. Um die Grundausdauer des Probanden zu stabilisieren, wird die extensive Dauermethode angewendet, welche auf dem Fahrradergometer an allen drei Trai - ningstagen 60 Minen lang absolviert wird. Dabei soll die Trainingsintensität des Probanden zwischen 70 und 75 % Hfmax liegen und die Trainingsherzfrequenz soll 128 Schläge pro Minute nicht überssteigen. In der letzten Trainingseinheit der dritten Woche ändert sich für den Proban - den lediglich die Intervallzahl von vier Intervallen auf fünf. Dadurch verlängert sich das Intervallprogramm auf 15 Minuten, miteingerechnet sind die 5 Minuten Warm-up, 5-mal 20 Sekun - den Belastung, 5-mal 40 Sekunden Entlastung und 5 Minuten Cool-down. Die Trainingszeit der dritten Woche beträgt zusammenfassend 3 Stunden 43 Minuten.

In der gesamten vierten Woche ist das Trainingsziel des Probanden der Ausbau eines intensiven Intervalltrainings, die Stabilisierung der Grundausdauer und eine regenerative Trainingseinheit. Die regenerative Trainingseinheit unterstützen die Erholung und fördern den Stressabbau. Zu - züglich hat sie aufgrund seiner psychologischen Effekte einen großen Stellenwertim Ausdauer - training (Zintl& Eisenhut, 2004, S. 20). Dafür werden nun vier Trainingseinheiten in der Woche geplant mit jeweils sechs Intervalleinheiten á 30 Sekunden Belastung und 30 Sekunden Pause. Einschließlich der 5 Minuten Warm-up, 6-mal 30 Sekunden Belastung, 6-mal 30 Sekunden Ent - lastung und 5 Minuten Cool-down, beläuft sich die Zeit auf insgesamt 16 Minuten Intervalltrai - ning. Dabei soll die Trainingsintensität bei 90- 95 % Hfmax liegen und die Trainingsherzfre - quenz zwischen 138 und 141 Schlägen pro Minute sein. Bei der extensiven Dauermethode soll der Proband nun 65 Minuten auf dem Fahrradergometer trainieren. Außerdem ist es wichtig, dass die Trainingsherzfrequenz zwischen 50 und 60 Schlägen pro Minute liegt und die geeignete Trainingsintensität die 75 % Hfmax erreicht. Zum Schluss jeder Trainingseinheit soll der Pro - band ab der vierten Trainingswoche 20 Minuten lang eine regenerative Trainingseinheit auf dem Crosstrainer absolvieren, zur Förderung der aktiven Erholung. Um das Training des Probanden abwechslungsreich und interessant zu gestalten, bekommt er eine Geräteeinweisung des Cross - trainers (Eifler, 2017, S.232). Die Trainingsintensität soll ebenso zwischen 50 und 60 % Hfmax liegen und die Trainingsherzfrequenz nicht höher als 117 Schlägen pro Minute betragen. In der vierten Trainingswoche ergibt sich somit eine Trainingsdauer von 6 Stunden und 44 Mi - nuten.

Weiterhin wird in der fünften Mesozykluswoche das Trainingsziel des Probanden der Ausbau eines intensiven Intervalltrainings, die Stabilisation der Grundausdauer und die regenerative Trainingseinheit sein. Fortlaufend soll der Proband vier Trainingseinheiten in der Woche mit jeweils sieben Intervalleinheiten á 40 Sekunden Belastung und 20 Sekunden Pause, absolvieren. Zusammengerechnet beträgt die Trainingszeit des Intervalltrainings 17 Minuten, inbegriffen der der 5 Minuten Warm-up, 7-mal 40 Sekunden Belastung, 7-mal 20 Sekunden Entlastung und 5 Minuten Cool-down. Der Hfmax soll die Intensität von 90- 95 % haben und die Trainingsherzfrequenz soll zwischen 138 und 141 Schlägen pro Minute liegen. Dem Probanden wird angeorndnet, dass er nun 70 Minuten lang in der extensiven Dauermethode auf dem Fahrradergometer trainieren. Dabei soll die Trainingsherzfrequenz zwischen 50 und 60 Schlägen pro Minute liegen und die geeignete Trainingsintensität von 75 % Hfmax. Abschließend soll der Proband 25 Minuten lang eine regenerative Trainingseinheit auf dem Crosstrainer absolvieren. Auch hier soll die Trainingsintensität zwischen 50 und 60 % Hfmax liegen und die Trainingsherzfrequenz nicht höher als 117 Schlägen pro Minute betragen. Zusammengerechnet ergibt sich für die fünfte Trainingswoche eine Gesamttrainingsdauer von 7 Stunden und 28 Minuten.

In der letzten Woche des Mesozyklus besteht das Trainingsziel des Probanden kontinuierlich im Ausbau eines intensiven Intervalltrainings, in der Stabilisation der Grundausdauer und in einer regenerative Trainingseinheit. Weiterhin soll der Proband vier Trainingseinheiten in der Woche mit jeweils acht Intervalleinheiten á 40 Sekunden Belastung und 20 Sekunden Pause, trainieren. Die gesamte Trainingszeit des Intervalltrainings beträgt, zuzüglich der 5 Minuten Warm-up, 8-mal 20 Sekunden Belastung, 8-mal 40 Sekunden Entlastung und 5 Minuten Cool-down, insgesamt 18 Minuten. Der Proband trainiert die Intervalle mit einer Trainingsintensität zwischen 90- 95 % Hfmax. Dabei liegen die Trainingsherzfrequenz zwischen 138 und 141 Schlägen pro Minute. Die extensive Dauermethode soll vom Probanden 75 Minuten e auf dem Fahrradergometer durchgeführt werden. Die Trainingsherzfrequenz des Probanden beträgt währenddessen nicht höher als 60 Schlägen pro Minute. Die geeignete Trainingsintensität von 75 % Hfmax wird nicht überschritten. Am Ende der Trainingseinheit soll der Proband 30 Minuten lang eine regenerative Trainingseinheit auf dem Crosstrainer durchführen. Wobei die Trainingsintensität zwischen 50 und 60 % Hfmax liegen soll und die Trainingsherzfrequenz nicht höher als 117 Schlägen pro Minute betragen soll. Zusammenfassend ergibt sich für die letzten Mesozykluswoche eine Trainingsdauer von insgesamt 8 Stunden und 12 Minuten.

Nach dem gesamten Mesozyklus hat der Proband eine Grundlagenausdauer aufgebaut und gestabilisiert. In Folglich dessen fand eine progressive Leistungssteigerung statt und die Ziele des Probanden wurden erfolgreich umgesetzt.

4 Literaturrecherche

Tabelle 7: Effekte des Ausdauertrainings bei Übergewicht/Adipositas

	Effekte des Ausdauertrainings bei Übergewicht/Adipositas	Effekte des Ausdauertrainings bei Übergewicht/Adipositas
Wer hat die Studie durchgeführt?	Annegret Werner	Bryner R.W., Toffle R.C., Ullrich I.H. und Yeater R.A.
In welchem Jahr wurde die Studie durchgeführt?	2008	16. Februar 1997
Mit welchen Versuchspersonen wurde die Studie durchgeführt?	22 freiwillige Probanden (9 männliche und 13 weibliche) von 12,5 bis 18,5 Jahren	15 normalgewichtige Frauen im Alter von 18 bis 34 Jahren mit einem maximalen Sauerstoffverbrauch
Wie sah der Versuchsaufbau der Studie aus?	- Probanden nahmen an einer vierwöchigen Adipositastherapie teil - Ergometrische Leistungsfähigkeit (Wmax) wurde ermittelt - Einmal zu Beginn und einmal am Ende der vierwöchigen Kur wurde mit Hilfe eines Spirometriesystems Meta-Max® 3B jeweils vormittags eine spirometrische Atemanalyse durchgeführt, wobei die Testpersonen zunächst 5 Minuten lang in Ruhe und bei einer 16 minütiger Fahrradergometrie auf zwei Intensitätsstufen (60% und 75% Wmax, je 8 Minuten) getestet. - Die gemessenen Werte wurden erfasst und ausgewertet	Die Probanden wurden nach dem Zufallsprinzip in zwei Gruppen eingeteilt. 1. Gruppe: sieben Frauen mit niedriger Herzfrequenzstärke (LI, N = 7), die viermal wöchentlich 40 bis 45 Minuten bei einer mittleren Herzfrequenz von 132 Schlägen pro Minute (bpm) Ausdauertraining ausübten. Die zweite Gruppe mit acht Frauen, sollte mit einer hohen Herzfrequenz-Intensität (HI, N = 8), viermal wöchentlich 40 bis 45 Minuten bei einer mittleren Herzfrequenz von 163 Schlägen pro Minute Ausdauertraining ausübten. Alle Probanden unterzogen sich in der 8., 12. und 16. Woche einem max. Belastungstest. Die ersten 4 Wochen dienten als Kontrollperiode, gefolgt von ungefähr 11 Wochen Trainingszeit. Jede Versuchsperson zeichnete während der 2., 6., 10., und 14. Wo- che der Studie ihre Nahrungsaufnah- me auf
Welche relevanten Ergebnisse und Schlussfolgerungen lieferten die Studien?	- Durchschnittlicher Gewichtsverlust von 6 Kilogramm (2 kg Fettmasse, 4 kg fettfreie Körpermasse) - durchschnittliche relative Leistungsfähigkeit ist gestiegen (von 1,9W/kg auf 2,3W/kg) - keine auffällige RQ-Änderung im vierwöchigen Therapieverlauf. Somit ist es fraglich, inwieweit der Erfolg einer Adipositastherapie anhand des RQ bewertet werden kann.	Der VO_2 max. erhöhte sich ($p <.05$) in HI ($22 +/- 6$ ml / kg / Minute auf $38 +/- 7$). Der LI ($36 +/- 5$ bis $38 +/- 7$) veränderte sich jedoch nicht. Das prozentuale Fett nahm in HI ab ($p <0,05$) ($27 +/- 7$ bis $22 +/- 4$), war aber unverändert in LI ($22 +/- 6$ bis $21 +/- 6$). Die Aufnahme von Gesamt kcal, Kohlenhydrat, Protein und Fett hat sich für beide Gruppen signifikant verändert. Zudem sank die Aufnahme von gesät- tigten Fetten ($p <0,05$) in HI ($21,2 \pm 5,8$ g auf $14,9 \pm 5,5$ g). Ebenso sank die Aufnahme von Cholesterin im 2. Und 3. Monat ($p <0,05$) ($249 +/- 109$ mg bis 159 ± 58 mg). Ansonsten gab es keine anderen Unterschiede in der Nahrungsaufnahme. Ein Training mit hoher Herzfrequenz-Intensität ohne Ernährungsmanipulation führte zu einer Abnahme des Körperfetts, aber nicht zu einer Gewichtsveränderung

5 Literaturverzeichnis

ADFC. (2018). Die Effekte regelmäßigen Radfahrens. Zugriff am 08.04.2018. Verfügbar unter https://www.adfc.de/gesundheit/gesund-bleiben/die-effekte-regelmaessigen-radfahrens/seite-6-herz-kreislaufsystem

American College of Sports Medicine. (2006a). *ACSM's Guidelines for Exercise Testing and Prescription*. (7. Aufl.). Philadelphia: Lippincott Williams & Wilkins.

American College of Sports Medicine. (2006b). *ACSM's Guidelines for Exercise Testing and Prescription*. (5. Aufl.). Philadelphia: Lippincott Williams & Wilkins.

American College of Sports Medicine. *(2006c)*. *ACSM's Guidelines for Exercise Testing and Prescription*. (5. Aufl.). Philadelphia: Lippincott Williams & Wilkins.

Hunter, G. R., Weinsier, R. L.,Bamman, M. M. & Larson, D. E. (1998). *A role for high intensity exercise on energy balance and weight control*. International Journal of Obesity, *22* (6), 489-493.

IPN. (2004). *IPN-Test® - Ausdauertest für Fitness- und Gesundheitssport*. Köln: IPN.

Melby, C., Scholl, C., Edwards, G. & Bollough, R. (1993). *Effect of acute resistance exercise on postexercise energy expenditure and resting metabolic rate*. Journal of Applied Psychology, *75* (4), 1847-1853.

Prof. Dr. paed. habil. Reiß, M. & Prof. Dr. phil. Eifler, C. (2017). *Trainingslehre 2*. Saarbrücken: Deutsche Hochschule für Prävention und Gesundheitsmanagement.

Reim, F. (2001). *Kardiopulmonale, metabolische und subjektive Beanspruchung beim gesundheitsorientierten Ausdauertraining an unterschiedlichen Indoor-Cardiogeräten* (Berichte aus der Sportwissenschaft). Zugl.: Bayreuth, Univ., Diss., 2001. Aachen: Shaker.

Rudack, P. (2001). *Spirographische und metabolische Belastungscharakteristika des Trainings auf den Cardiofitnessgeräten Monnwalk, Crosstrainer und Indoor-Cycling- Bike im Vergleich zur standardisierten fahrrad- bzw. laufbandergometrischen Belastung*. Unveröffentlichte Dissertation, Universität Dortmund. Dortmund.

World Health Organization. (2018). Body mass index- BMI. Zugriff am: 08.04.2018 Verfügbar unter http://www.euro.who.int/en/health-topics/disease-prevention/nutrition/a-healthy-lifestyle/body-mass-index-bmi

Zeni, A. I., Hoffmann, M. D. & Clifford, P. S (1996). *Energy Expenditure with Indoor Exercise Machines*. Journal of the American Medical Association, 275, 1424-1427.

Zintl, F. & Eisenhut (2004). *Effekte und Akzeptanz zweier Trainingsmethoden in Fitness- und Gesundheitssport*. Zugriff am 08.04.2018. Verfügbar unter https://d-nb.info/1031882138/34

6   Abbildungs- und Tabellenverzeichnis

6.1 Tabellenverzeichnis

6.2 Abbildungsverzeichnis

BEI GRIN MACHT SICH IHR WISSEN BEZAHLT

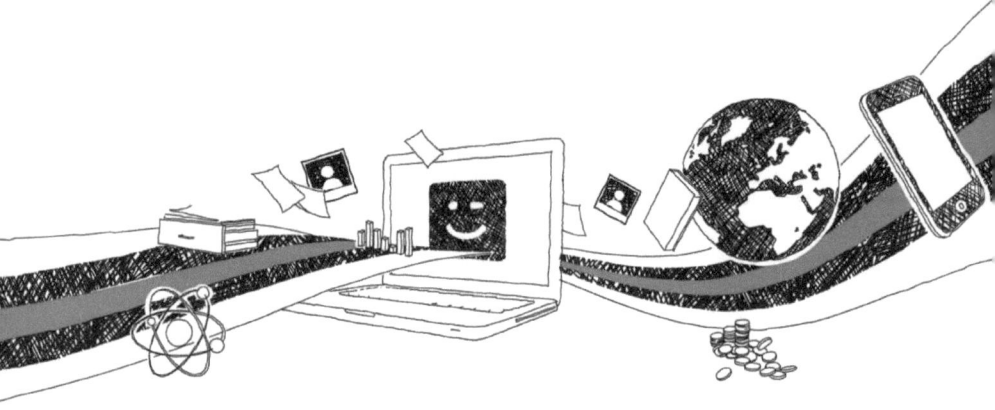

- Wir veröffentlichen Ihre Hausarbeit,
  Bachelor- und Masterarbeit

- Ihr eigenes eBook und Buch -
  weltweit in allen wichtigen Shops

- Verdienen Sie an jedem Verkauf

Jetzt bei www.GRIN.com hochladen
und kostenlos publizieren